NOTE

SUR LE

SERVICE MÉDICAL DES MŒURS

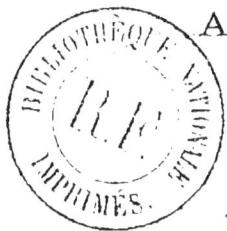

A MARSEILLE

PAR

LE DOCTEUR SAUVET

MÉDECIN EN CHEF DU SERVICE DES MŒURS
MÉDECIN EN CHEF DES MAISONS D'ARRÊT (HOMMES ET FEMMES)
ANCIEN PRÉSIDENT DE LA SOCIÉTÉ DE MÉDECINE

MARSEILLE

TYP. ET LITH. BARLATIER-FEISSAT PÈRE ET FILS
Rue Venture, 49

1875

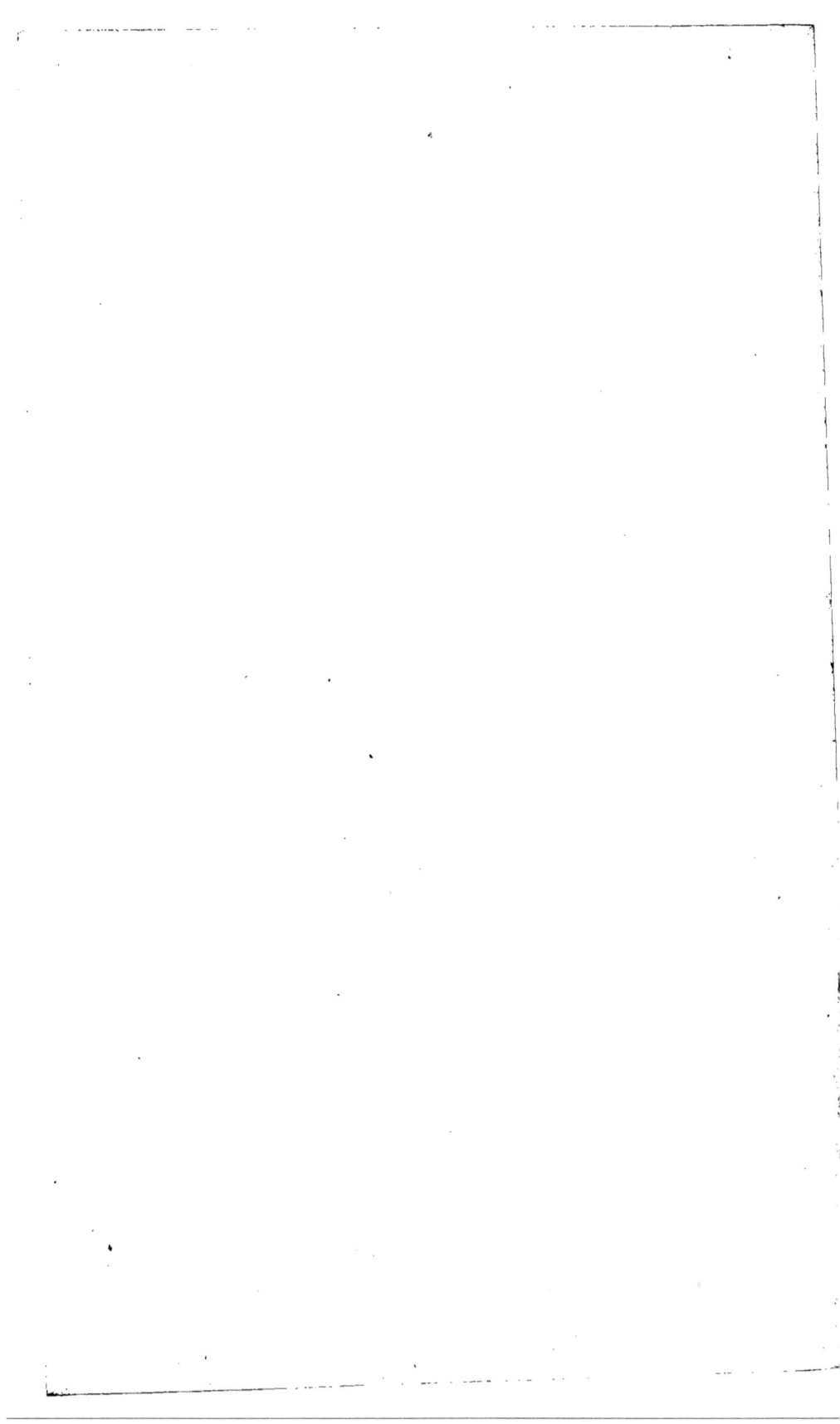

DU MÊME :

—

DES MÉDECINS CANTONNAUX *ou de l'organisation du service médical dans les communes rurales.* — br° 1847.

Réflexions sur l'emploi des évacuations sanguines dans le traitement des maladies nerveuses. — (In-Annales médico-psychologiques de Paris). — Sep. 1818.

Du Délire. — br°. Paris 1849.

———

Extrait du Bulletin des travaux de la Société Impériale de Médecine de Marseille :

RAPPORT *sur la Psychologie morbide* du D' Moreau (de Tours). — Août 1860.

Éloge du D' Magail. — Juin 1863

Éloge du D' Aubanel, médecin en chef de l'Asile d'Aliénés de Saint-Pierre. — Décembre 1863.

Note sur l'hérédité. — br° 1867.

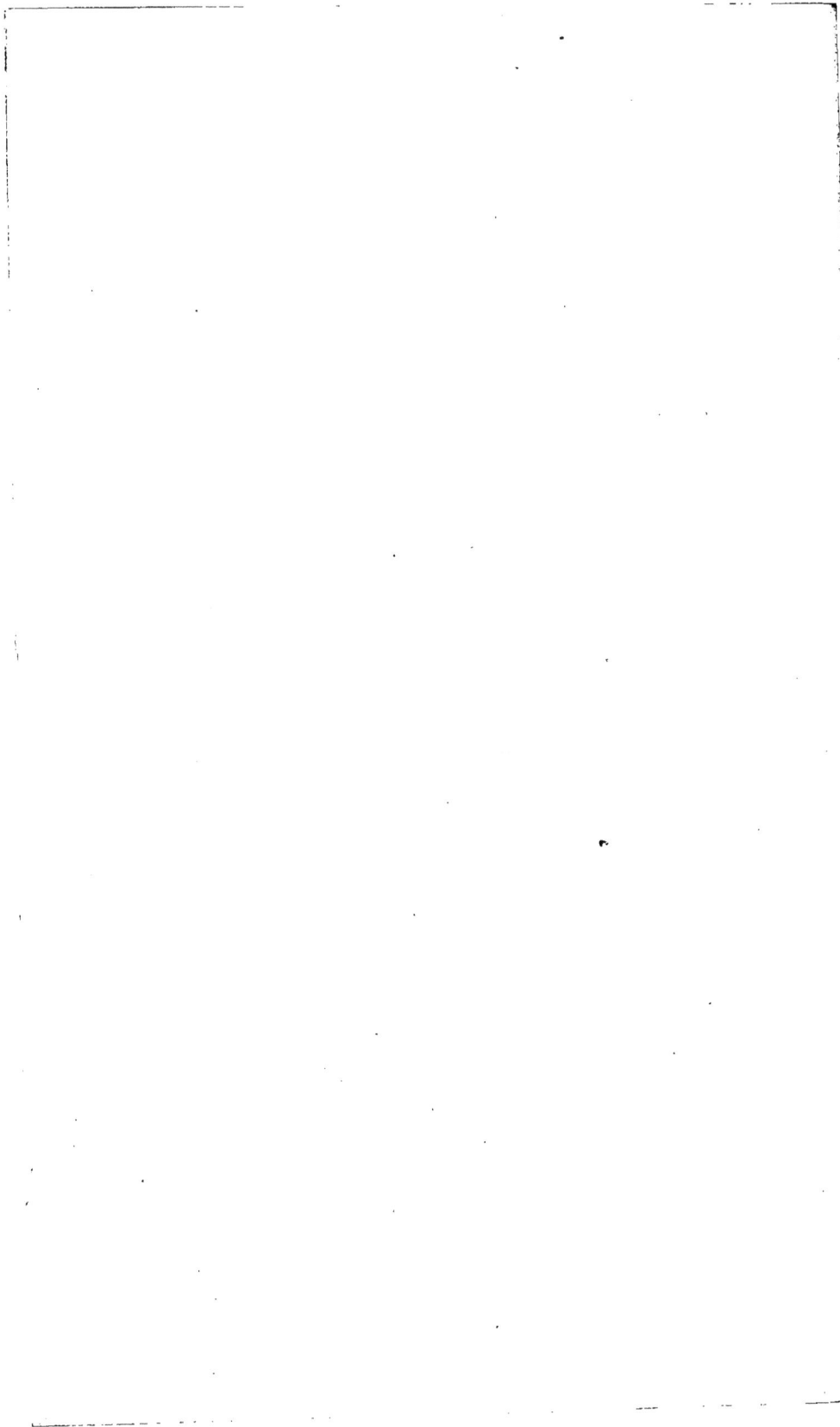

NOTE

SUR LE

SERVICE MÉDICAL DES MŒURS

A MARSEILLE [1]

> ━━━➤━★━◄━━

MESSIEURS,

La partie scientifique du travail de M. Mireur ne mérite que des éloges, vous la connaissez suffisamment par l'excellent rapport que vous en a fait notre honorable collègue, M. Queirel. Il faut féliciter l'auteur d'avoir entrepris une œuvre qui soulève des questions ardues, délicates, difficiles et d'avoir réussi à les élucider ; il faut le féliciter d'avoir écrit en homme sérieux, des choses sérieuses que bien d'autres, à sa place, auraient tenté de rendre plus intéressantes en flattant, par des histoires ou des anecdotes vulgaires, cette curiosité de mauvais goût, toujours à la recherche de récits anacréontiques. Il a eu le bon esprit de ne pas céder à cette tentation, qui aurait pu cependant contribuer au succès de son livre, et nous estimons qu'il a bien fait.

Cela dit, j'aborde immédiatement la partie médico admi-nistrative de son ouvrage, beaucoup moins complète que la première, au sujet de laquelle mon expérience de la matière m'oblige à faire plus d'une réserve. Dans cette discussion, toute courtoise et confraternelle, je saurai me souvenir que mon honorable confrère est, depuis un an, l'un de mes colla-

---

(1) Lue à la Société de Médecine de Marseille le 12 Juin 1875, dans la dis—cussion de l'ouvrage sur *la Syphilis et la Prostitution dans leurs rapports avec l'hygiène, la morale et la loi.*

borateurs les plus distingués, les plus dévoués au service dont la direction m'est confiée et qu'il m'est particulièrement sympathique comme il l'est à tous les membres du corps médical marseillais.

Après avoir constaté que la prostitution est une *nécessité malheureuse mais indestructible*, l'auteur établit qu'elle doit être réglementée. Trois pays : l'Angleterre, la Bavière et la Belgique vont lui servir de types pour étudier les formes de législation qu'il convient d'imposer d'après les résultats obtenus dans chacune de ces nations.

On sait ce qu'est devenue cette liberté de la prostitution en Angleterre, si vantée parmi nous et si souvent proposée comme un modèle à suivre. Entravée par un commencement de réglementation déjà féconde en ses résultats, elle sera probablement bientôt supprimée, tant elle procurait à nos voisins de tracasseries et d'inquiétudes par l'alliance intime, qui existait chez eux, entre les prostituées et les criminels de la pire espèce. Les Bills de 1864-66-69 *sur les maladies contagieuses*, appliqués à un certain nombre de villes de garnison et à quatorze stations militaires, ont donné des résultats si précieux qu'il y a lieu d'espérer l'extension la plus générale de ces décrets qui sont réellement d'utilité et de salubrité publiques. Mais comme dans ce pays le grotesque se mêle souvent au sérieux, il s'est formé immédiatement une *association* dite *nationale* de *dames anglaises*, ayant à sa tête — *Risum teneatis amici,* — un *Clergyman*, le *Révérend Colingwood*, et pour secrétaire-général *Miss Joséphine Butler*, qui se propose de lutter de toutes ses forces contre les mesures prises sur la prostitution, qu'elle considère comme une tolérance et un encouragement au vice. Ces dames s'adressent au Parlement et demandent le retrait des lois sur les maladies contagieuses (1). Naturellement, elles prennent à partie les écrivains français dont les opinions ont été appréciées du gouvernement anglais, et surtout notre éminent confrère le

(1) Le *bill* tendant à l'abrogation des *Actes sur les maladies contagieuses* a été présenté à la Chambre des Communes, discuté dans la séance du 24 juin dernier, et rejeté par 308 contre 126 voix.

docteur Jeannel, qui, par ses travaux sur la prostitution, est certainement celui qui a le plus contribué à provoquer les nouvelles lois anglaises. Pour ces défenseurs si nouveaux de la liberté de la prostitution, notre savant collègue est *un être immoral qui a violé les lois divines et humaines; c'est un suppôt de l'enfer*. Peu sensible à ces aménités, M. Jeannel répond tout simplement, dans un article des *Annales d'hygiène et de médecine légale*, en énumérant les immenses avantages qui résultent déjà de l'application des mesures prises dans l'armée; il propose, au zèle ardent de Miss Joséphine, le but plus noble et plus élevé que poursuit cette autre association de dames anglaises s'occupant de moraliser et d'instruire dans les hôpitaux les prostituées syphilitiques; et en fait de haute immoralité, il aurait pu lui rappeler, ainsi qu'au révérend Collingwood, que ce n'est pas en France, mais bien en Ecosse, que le docteur William Tait, chirurgien du *Loch hospital* d'Edimbourg, assure avoir trouvé une maison de tolérance tenue par un ministre protestant et sa femme (1); mais, après tout, ce n'était peut-être que le complément de la fameuse hospitalité qui, dans ce pays, se donne et ne se vend jamais.

La Bavière est entrée depuis 1861 dans un système de prohibition et de peines les plus sévères contre la prostitution. Le résultat de cette mesure ne s'est point fait attendre; le nombre des syphilisés a augmenté d'une manière notable dans la population civile et militaire; les prostituées inscrites ont disparu, mais elles se livrent clandestinement et tout à fait à leur aise à l'exercice de leur commerce; ce qui doit satisfaire pleinement la conscience du révérend Collingwood et de miss Butler.

La Belgique nous a toujours paru le pays par excellence, où gouvernants et gouvernés savaient le mieux reconnaître les bienfaits d'une réglementation sérieuse de la prostitution. La loi de 1856, que cite M. Mireur, n'a pas abrogé toutes les dispositions des règlements de 1851. Toutes les mesures de police et de prophylaxie devaient être affichées dans chaque

(1) Parent-Duchatelet. 3ᵐᵉ édition. Article *Richelot*.

chambre des maisons de tolérance. La visite des hommes était conseillée aux prostituées ; des ablutions y étaient indiquées avant et après le coït et chaque chambre devait être munie des petit meubles nécessaires à cette partie indispenpensable de la toilette hygiénique. Nous retrouvons, en un mot, dans cette réglementation, le positivisme flamand dans toute sa prévoyance, et la statistique a prouvé que depuis plusieurs années la population et l'armée belges sont les moins syphilisées d'Europe.

A propos de statistique, il importe d'indiquer de suite quelles sont les bases que M. Mireur a choisies pour les relevés numériques dont il se sert dans son ouvrage. Adoptant les idées de M. Jeannel, il pense que pour apprécier avec exactitude la proportion des vénériens dans une ville, il faut prendre pour base de calcul le rapport du nombre des militaires infectés au chiffre moyen de l'effectif de la garnison. Les militaires, dit cet auteur, ont tous le même âge, le même tempérament moyen, ils sont soumis aux mêmes travaux, à la même alimentation, les milieux hygiéniques, dans lesquels ils vivent, sont les mêmes et l'on ne saurait trouver des points de comparaison plus exacts.

Cela est vrai pour les statistiques militaires, pour les comparaisons que l'on veut établir entre des garnisons ou des corps d'armée différents ; mais quelle corrélation peut-on trouver entre ces militaires et les membres d'une grande agglomération civile ? Leurs âges, leurs tempéraments ne sont pas les mêmes ; soumis à des travaux divers, à une nourriture différente, ils vivent dans des milieux hygiéniques qui varient à l'infini suivant leurs conditions sociales, leurs professions ou leurs goûts. Quels rapports d'ailleurs peut-il exister entre la population d'une ville de deux ou trois cent mille âmes et une garnison composée le plus souvent de quelques milliers d'hommes. Cette base de statistique ne peut être, à coup sûr, appliquée aux très grandes villes et surtout à Marseille ; il est facile de le démontrer, en faisant connaître 1° les ressources qui alimentent la prostitution dans notre ville 2° la catégorie des femmes que fréquentent les soldats.

1º Ces ressources sont abondantes, nombreuses et variées. Les filles des grandes maisons sont entourées de luxe ; leurs toilettes sont recherchées, leur nourriture est succulente, les demeures qu'elles habitent sont, pour la plupart, somptueuses ; on peut citer deux de ces maisons dans chacune des quelles plus de cent mille francs ont été dépensés, il y a quelques années, en frais d'ameublement ou d'ornementation. La garnison de la ville ne contribue en rien à ces dépenses ; l'uniforme militaire y est presque inconnu et c'est à peine si quelques officiers s'y montrent dans le courant de l'année ; pour tant de dépenses il faut une grande prodigalité et c'est dans la jeunesse dorée de la ville, parmi les jeunes gens du haut commerce qu'il faut rechercher les pourvoyeurs de ces riches établissements. Le soir, à la sortie des théâtres et des salles de jeux des cercles, ils se rendent par groupes dans ces maisons pour y souper, ils s'y livrent à de copieuses libations et ces dépenses doublent, triplent facilement les recettes de chaque jour. La clientèle des maisons d'un ordre inférieur se recrute parmi les marins de notre port, qui comptent pour 25 à 30,000 individus dans la population flottante de Marseille. Dès qu'il est débarqué, le matelot, dont la bourse est toujours bien garnie, dont la privation a augmenté les besoins, s'empresse de descendre dans ces lieux de débauche, heureux d'y retrouver quelque connaissance du voyage précédent ; il s'y installe comme chez lui, il y boit, il y mange, il y couche ; il dépense en quelques jours le salaire de plusieurs mois de traversée. La générosité du marin est proverbiale, il paye largement sans marchander, fait des cadeaux nombreux à la maîtresse de maison, à la servante et surtout à la fille qui a su le charmer ; il ne quitte enfin la maison que quand il n'a plus rien à dépenser. On comprend de quels soins on entoure de pareils clients et le souci que l'on prend de leur être agréable. Le soldat est antipathique au marin, dès lors il est mal vu de ces dames et le plus souvent on refuse de le recevoir. Il faut entendre les propos qu'elles tiennent sur les militaires ; elles les dédaignent et l'épithète de *filles à soldat* est la plus grossière injure qu'elles puissent s'adresser. Mais, me dira-t-on, vous décrivez ici ce qui se passe dans les ports militaires, Brest et Toulon, par exemple, où l'uniforme du marin jouit de tout son prestige et tient le haut du pavé ; sans doute, mais nous soutenons que les grands ports de commerce sont dans la même catégorie et surtout Marseille, où l'élément militaire, représenté par sa garnison, est dans une infime minorité relativement à cette immense quantité de marins qui y arrivent de tous les points du monde. Quelles sont donc, dans notre ville, les femmes que fréquentent les militaires, les véritables *filles à soldat* ? Nous allons vous le dire.

2° Il faut aux militaires des plaisirs peu coûteux, ce sont les servantes, filles de chambre, cuisinières ou bonnes d'enfants, qu'ils recherchent de préférence. Elles ont une position assurée, elles ne font pas de leurs charmes un commerce spécial, leurs faveurs ne se payent pas comptant et ces avantages sont précieux pour le soldat qui, de plus, a la chance de rencontrer parmi elles une payse. Ce qu'il rencontre bien plus souvent dans ces fréquentations, c'est la chaude-pisse et toutes ces affections, dites vénériennes, résultant des leucorrhées plus nombreuses chez ces femmes que chez les filles soumises, qui, du moins, ont des habitudes de propreté, d'ablutions fréquentes que les autres n'ont pas. Aussi, les médecins militaires l'ont constaté depuis longtemps, ces accidents vénériens sont-ils deux septièmes de fois plus nombreux dans la garnison de Marseille que les affections vraiment syphilitiques.

Sur leur demande, une mesure qui devrait donner de bons résultats, a été prise dans la neuvième division dont notre ville est le chef-lieu. Tout soldat infecté est contraint, par les nouveaux règlements, de faire connaître à ses chefs le nom et l'adresse de la femme avec laquelle il a eu des rapports. Mais les malades se gardent bien de le faire, ils donnent le plus souvent des noms et des adresses inexacts et presque toutes les fois que la police nous a signalé, de la part de l'autorité militaire, des femmes réputées malades, l'exploration la plus minutieuse, n'a pu nous faire découvrir chez elle une cause

d'infection. J'ignore si dans ces mêmes conditions, M. Mireur
a obtenu les mêmes résultats, mais plusieurs de mes collègues
du service des mœurs m'ont affirmé que la même chose leur
était souvent arrivée à eux-mêmes. De plus, est-il bien certain que cette mesure devienne un jour efficace ? Elle force le
soldat à une délation qui peut lui répugner, qu'il peut éluder
facilement en donnant le nom et l'adresse de la première
prostituée venue sans que l'autorité ait aucun moyen de contrôler son assertion. Elle peut engager les militaires à cacher
les maladies dont ils sont atteints, à ne les déclarer que quand
elles se sont aggravées et que leurs forces épuisées les obligent
à refuser le service de chaque jour ? N'est-elle pas un obstacle
à un traitement rationnel qui aurait plus d'efficacité s'il avait
été établi dès le commencement de l'affection ? Ne sera-t-elle
pas une entrave à l'hospitalisation des vénériens qui doit être
largement facilitée dans l'armée et dans la population civile,
ainsi que le demandent tous les auteurs et comme le désire
l'autorité militaire, dont la sollicitude pour la santé du soldat
nous est bien connue.

Ce n'est pas seulement avec les servantes de la ville que
les militaires ont affaire, il peut arriver qu'ils ne connaissent, pas même de nom, les femmes avec lesquelles ils ont eu
des rapports. On voit souvent des filles de mauvaise vie rôder
autour des casernes; la police les connaît sous le nom de *pier-
reuses*, ce sont les véritables filles à soldat ; elles attendent les
hommes à la sortie du quartier et se livrent à eux pour une
ration de vivres ou un pain de munition. Sans doute cette
catégorie de femmes appartient à la prostitution clandestine ;
la police des casernes s'en occupe et sa vigilance peut être plus
efficace que celle de la police des mœurs dont la surveillance
s'exerce d'une manière déjà si étendue.

Si, d'une part, la prostitution dispose à Marseille de ressources auxquelles la garnison ne contribue pas ; si, d'autre
part, les femmes que recherchent les soldats ne sont pas des
filles soumises, comment admettre, avec MM. Jeannel et
Mireur, qu'ils peuvent apprécier la fréquence des maladies vénériennes dans notre ville, par le rapport du

nombre des militaires infectés au chiffre moyen de l'effectif de la garnison ? C'est dire que leur base de statistique n'est pas applicable à Marseille ; c'est tout ce que nous voulions démontrer.

M. Mireur décrit les détails nombreux et variés qui constituent l'inscription des filles sur les registres de la police, et il expose les difficultés qui se présentent, surtout quand il s'agit des filles mineures ou orphelines et des femmes mariées. Il passe en revue les différentes classes qui composent la prostitution inscrite ; il indique les formalités et les garanties exigées pour la radiation suivant qu'elle est provisoire, quand elle est due, par exemple, au départ régulier de la fille soumise, à sa disparition, à une condamnation judiciaire ou qu'elle est définitive par suite de décès, de mariage ou d'abandon de la prostitution avec justification de moyens d'existence.

Tous ces détails sont précis, bien indiqués et complets, il n'y a pas lieu de nous y arrêter plus longtemps ; mais le chapitre sur les dispositions sanitaires appliquées à la prostitution est pour nous une occasion naturelle, que nous ne pouvons pas négliger, de faire un court historique du système des mesures médicales prises et appliquées à Marseille depuis le 1er janvier 1856, dont M. Mireur, fidèle au plan qu'il s'était tracé, n'a parlé que d'une manière très-incomplète.

La loi du 5 mai 1855 venait de confier au Préfet la direction de la police dans tous les départements dont le chef-lieu comptait plus de 40,000 habitants ; un arrêté du préfet des Bouches-du-Rhône, en date du 1er décembre 1855, prescrivit les dispositions suivantes : 1° le rétablissement d'une taxe uniforme à 50 cent. par visite, pour couvrir les dépenses faites par le service ; 2° toutes les filles soumises seront visitées une fois par semaine ; 3° ces visites auront lieu au dispensaire ; 4° le service médical est confié à 4 médecins, dont 2 inspecteurs à 1200 fr., et 2 adjoints à 800 fr. ; 5° interdiction formelle à ces fonctionnaires, sous peine de destitution, de traiter les prostituées ; 6° toute prostituée atteinte de maladie contagieuse, syphilitique ou autre, doit être envoyée à l'hôpital, où elle sera retenue jusqu'à sa complète guérison. Tel est ce premier arrêté de réorganisation ; son application, commencée le 1er janvier 1856 a duré jusqu'à la fin de 1860 ; ajoutons que les réclamations des tenant-maisons firent organiser, en 1859, et à titre d'essai, une division de filles visitées à domicile et qu'un cinquième médecin fût nommé dans le service.

Deux autres arrêtés, en date du 30 novembre 1860 et 20 février 1861, modifient le précédent ainsi qu'il suit :

Le nombre des médecins est porté à 6, dont 1 médecin en chef à 1800 fr., 1 premier médecin, à 1400 fr., les quatre autres à 1000 fr. ; ils contribuent tous à la visite hebdomadaire ; le médecin en chef est responsable du service, il en a la direction, il en règle les détails ; tous les quinze jours il adresse à l'autorité un rapport comprenant le nombre des prostituées inscrites ou clandestines visitées chaque jour, classées en saines et malades, il a de plus les attributions administratives qui incombent à un chef de service. Les prostituées, réparties en cinq divisions, sont toutes visitées au dispensaire, celles qui ont manqué leur visite sont seules examinées à domicile pour contrôler le motif de leur absence, être exemptées de la visite si elles étaient dans l'impossibilité de s'y rendre, transférées à l'hôpital s'il y a lieu, ou, enfin, punies si leur absence n'est pas justifiée. Les filles quittant la ville, y arrivant ou sortant de l'hôpital, subiront, en outre, une visite exceptionnelle. La taxe continue à être fixée à 50 cent., mais elle est portée à 2 fr. pour certains jours de la semaine.

Comme conséquence de ces arrêtés, chaque médecin doit, à la fin de sa visite, envoyer au chef du service un bulletin portant la date du jour, le nombre des femmes examinées, le nom des malades et le diagnostic de l'affection dont elles sont atteintes, qu'il s'agisse des prostituées inscrites ou clandestines. Plus tard, on a décidé que si la prostituée se trouve en état de menstruation au moment de subir sa visite de départ, elle ne recevra son passe-port qu'après une nouvelle visite, et aussi que les filles de nationalité étrangère, désignées comme incurables, seront expulsées du territoire français.

Mais bientôt une révolution s'opère dans l'esprit de l'Administration. Les visites à domicile, proscrites jusqu'alors, vont devenir la base d'une réglementation nouvelle et la taxe admise timidement, il y a quelques années, va créer au service des mœurs des ressources considérables. Les arrêtés et dépêches du Préfet, en date des 5, 8, 11 mars 1865, prescrivent : 1° le transfèrement du dispensaire dans la traverse du Petit-Camas, devant la façade Est de l'hôpital de la Conception ; 2° une seule visite gratuite par semaine faite au dispensaire ; 3° Les autres visites seront faites à domicile et taxées à 1 fr., 2 fr. et 3 fr. Les filles soumises seront réparties en quatre divisions et visitées, savoir : La première, formant deux sections, le samedi, elles payeront une taxe de 3 fr. : la seconde division, comprenant quatre sections, sera visitée le vendredi et le mercredi à 2 fr. ; la troisième division, une seule section, à 1 fr., le mardi ; la quatrième division, visitée gratuitement le lundi.

En 1867, autre arrêté sur les prostituées dites incurables, prescrivant de nouveau l'expulsion des étrangères et décidant, cette fois, la réintégration, dans leur commune, des Françaises qui n'ont pas acquis leur droit de domicile dans la ville. Plus tard, les appointements du médecin en chef sont portés à 2000 francs ; ceux du premier médecin, à 1600 fr., et ceux des quatre autres membres du service médical, à 1200 fr. Dans la même année, l'autorité décide que dorénavant les femmes en état de grossesse seront soumises à la visite hebdomadaire jusqu'au moment de leur accouchement (1) ; puis, que les femmes qui se rendront à la visite d'une section dont elles ne font pas partie, pour éviter celle du jour qui leur est désigné, seront punies par le commissaire central. En 1874, deux médecins nouveaux ont été nommés dans le service, ce qui porte à huit le nombre de ces fonctionnaires. Enfin, par ses arrêtés des 17, 29 juillet 1875. M. le Maire vient de prescrire :

_____

(1) Abrogation de la loi du 5 mai 1855. — Vers le milieu de l'année 1868, le service des mœurs, comme les autres services de la police, est placé de nouveau sous l'administration de l'autorité municipale.

1° que désormais chaque section comprendra soixante femmes au plus; 2° que les quatre divisions sont subdivisées en quinze sections; 3° que les filles de la 1ʳᵉ division — sept sections — seront visitées les samedis et vendredis; celles de la 2ᵐᵉ — cinq sections — les mercredis et mardis; celles des 3ᵐᵉ et 4ᵐᵉ divisions — trois sections — les lundis.

En outre, l'autorité, pour assurer un contrôle exact des recettes du service, avait, en même temps, pris les dispositions suivantes : Avant de subir sa visite, chaque fille reçoit, en échange du payement de sa taxe, un jeton de cuivre qu'elle remet au médecin au moment où elle est examinée ; celui-ci garde, en sa possession, tous les jetons qu'il a reçus jusqu'à la fin de la visite. Il doit ensuite les compter et les introduire lui-même dans une boîte fermée dont l'ouverture est faite, à la mairie, par un agent comptable spécialement désigné. Le médecin indique alors le nombre de ces jetons sur l'état nominatif des femmes examinées dans la séance, qui est présenté à sa signature. Le contrôle résulte de l'indication du chiffre fourni par le médecin, comparé au nombre des femmes mentionnées sur l'état et dont chaque nom a été apostillé de la lettre S ou M, suivant qu'elle a été reconnue saine ou malade.

Il nous reste à parler de la carte qui est remise à chaque prostituée au moment de son inscription. Le modèle adopté à Marseille, depuis 1855, nous paraît assez complet, quoiqu'il soit encore susceptible d'une légère modification que nous aurons soin de vous indiquer. La carte est une feuille de carton de bonne épaisseur, pliée dans sa moitié et présentant quatre petites pages. La première porte les nom, prénoms, date et lieu de naissance, le signalement et tous les renseignements propres à constater la filiation de la fille soumise ; la deuxième est divisée par douze lignes transversales portant indication des douze mois de l'année, chaque ligne comprend cinq petites cases correspondant au nombre le plus élevé des visites que la femme peut avoir à subir dans le mois, les cases sont destinées à recevoir après la visite, la lettre S ou M suivant le résultat connu ; la troisième page, divisée en petits carrés égaux, renferme dans chacun d'eux l'indication du domicile actuel de la prostituée et la date de son installation ; la quatrième, portant imprimés les règlements qui lui sont imposés, lui rappelle ses obligations et ses devoirs envers l'administration. Le renouvellement de chaque carte se fait dans la première quinzaine de janvier. Pour répondre plus complètement à sa destination et donner, au médecin qui la consulte, de plus complets renseignements sur les antécédents de la prostituée, la carte devrait, suivant nous, contenir en haut de la deuxième page le nombre de ses entrées à l'hôpital pendant chacune des deux années précédentes.

Telle est, Messieurs, l'organisation du service médical des mœurs à Marseille ; il offre des avantages incontestables et faciles à apprécier ; sans doute on peut faire mieux, mais l'Administration, elle-même, malgré sa sollicitude éclairée pour toutes les questions qui se rapportent à l'hygiène publique, ne peut pas toujours agir comme elle le voudrait. Réglementer la prostitution est une question des plus délicates laissée tout entière à la responsabilité du chef de la municipalité, et ce n'est qu'avec la plus grande circonspection que l'on peut aborder les détails qu'elle comporte ; toutefois nous croyons que certaines modifications dans notre service seraient de nature à le rendre plus complet ; soumises à la haute appréciation de l'Autorité, nous savons qu'elle s'en occupe activement et nous pouvons dès lors vous les faire connaître.

1° DES FEMMES ATTEINTES DE MALADIES CHRONIQUES, DITES INCURABLES.

Cette question est la plus ancienne de toutes : elle s'est forcément imposée à l'examen de l'autorité, dès qu'on s'est occupé sérieusement de la prostitution. Les femmes de cette catégorie ne communiquent pas la syphilis, puisque, le plus souvent, elles ne sont pas elles-mêmes syphilisées, mais presque toujours, par les écoulements dont elles sont atteintes, elles communiquent une irritation du gland ou de l'urèthre, qui se traduit par ces nombreuses blennorrhagies dont elles sont une des causes les plus fréquentes. Envoyées à l'hôpital plusieurs fois, leur présence à la Conception offre le grave inconvénient de grever inutilement le budget des établissements hospitaliers.

Il faut donc se débarrasser de ces femmes, cela n'est pas douteux ; mais les mesures prises jusqu'à ce jour sont restées sans efficacité. Sous l'administration de M. de Crêvecœur, les femmes de cette catégorie qui n'avaient pas acquis leur droit de domicile en ville, étaient reconduites dans leurs communes par la gendarmerie ; mais repoussées par leur famille, mal reçues par les habitants qui refusaient de les occuper, peu ou point surveillées par l'autorité locale, qui les supportait avec peine, elles quittaient presque aussitôt leurs pays et s'empressaient de rentrer à Marseille.

En 1861, M. le Préfet des Bouches-du-Rhône prescrivit l'expulsion, du territoire français, de toutes les femmes de cette catégorie appartenant à une nationalité étrangère. Cette sage mesure fût immédiatement appliquée à quelques Italiennes, mais bientôt après, l'arrêté d'expulsion ne fut plus exécuté ; toutefois il n'a pas été abrogé et il y a lieu d'en faire une rigoureuse application aux nombreuses étrangères qui continuent à être un foyer permanent de maladies contagieuses.

En 1862, le même magistrat prescrivit d'envoyer à l'hôpital de la Conception les femmes de la même catégorie qui avaient acquis leur droit de domicile à Marseille ; il enjoignit à la Commission des hospices, de les y garder jusqu'à ce qu'elles consentissent à quitter volontairement la ville ; mais les justes réclamations des hospices paralysèrent bientôt cette tentative de l'autorité, qui eût la sagesse de ne pas exiger l'application de cette mesure, que l'administration de la justice eût peut-être considérée comme attentatoire à la liberté individuelle.

Nous voilà donc en face d'une des causes de la propagation des maladies contagieuses, la plus fréquente peut-être, la mieux connue, la moins contestable et, à part la mesure prise à l'égard des étrangères, dont l'application nous paraît facile,

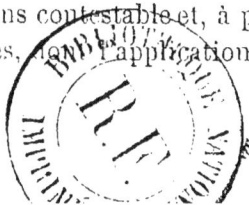

nous ne voyons aucun moyen réellement et spécialement
propre à nous en préserver ; nous ne croyons pas, cependant,
que le mal soit sans remède, ce qu'on ne trouve pas aujour-
d'hui on peut le découvrir demain et nous ne serions pas
étonnés que le projet suivant, s'il était exécuté, ne contri-
buât puissamment à éteindre ces foyers de contagion.

2° DE LA CRÉATION D'UNE PRISON MUNICIPALE AVEC INFIRMERIE.

A l'appui de ce projet d'organisation, j'adressais, le 4 mai
1868, à M. le Préfet, une lettre que je me borne à résumer
aujourd'hui.

Une partie des bâtiments de l'ancien Refuge, servant de
dépôt de mendicité, est devenue vacante depuis quelques
années. On pourrait y établir une prison municipale avec
infirmerie, destinées aux prostituées atteintes de maladies
contagieuses, qui sont traitées à la Conception, et à celles qui
sont en état de punition. Elles se composeraient d'un dortoir,
d'un réfectoire, d'une salle de travail, d'une cour et de deux
ou trois petites cellules pouvant servir de cachots, le tout pour
60 à 70 femmes ; c'est le nombre des détenues que cette partie
des bâtiments a renfermé, quand elle servait de maison d'arrêt
et de correction aux femmes transférées, plus tard, à la prison
des Présentines. Cette division permettrait d'y maintenir
l'ordre et la tranquillité, d'y occuper les filles soumises aux
travaux de leur sexe, comme cela se pratique dans les maisons
de refuge, et d'y adopter le règlement intérieur des maisons
d'arrêt de femmes. Trois religieuses de l'ordre de Marie-Joseph,
Congrégation, que nous trouvons dans toutes nos prisons de
femmes et dans la maison des prostituées, dite de Saint-
Lazare, à Paris, et un gardien comptable formeraient un per-
sonnel suffisant, choisi par l'autorité municipale et ne rele-
vant que du premier magistrat de la cité.

Le service médical y serait facilement organisé, il ferait
partie du service des mœurs, il le compléterait, et l'unité mé-
dicale, sous la haute direction de l'unité administrative, em-
brasserait non-seulement les visites hebdomadaires des prostituées saines mais encore le traitement des malades.

Cet isolement, dans une maison spéciale, offrirait de nombreux avantages ; nous les considèrerons au triple point de vue philanthropique, administratif et médical.

Il est pénible de voir des femmes dont la santé générale est ordinairement bonne, dont les organes de la génération sont seuls lésés, subir l'influence (bien autrement pernicieuse que les affections dont elles sont atteintes) de la population de l'établissement dans lequel nous les renfermons. Dans les salles qui leur sont affectées, à la Conception, elles sont exposées à toutes les épidémies qui naissent et sévissent dans les hôpitaux ; les affections qui prédominent dans ces salles, fièvres éruptive, typhoïde ou autres, ont, tour à tour, fait des victimes parmi les prostituées de la Conception, alors que celles de la ville n'avaient pas été atteintes. Mais je ne veux citer qu'un cas bien authentique qui suffit pour démontrer le danger que nous faisons courir, en temps de maladie épidémique, aux prostituées envoyées à l'hôpital pour des affections qui ne peuvent, après tout, exercer aucune action directe sur leur vie. Dans mon rapport du 1ᵉʳ décembre 1865, sur le nombre de cholériques fourni par la prostitution, j'ai dû constater les faits suivants : 52 filles soumises atteintes de maladies contagieuses, étaient en traitement à la Conception. — Moyenne prise pendant les mois de juin, juillet, août : — 11 sont atteintes de l'épidémie dont une seule guérit ; soit 1 décès sur 5 1/4. 831 prostituées étaient, à cette époque, présentes à Marseille.—Même moyenne.— 4 furent frappées par la maladie régnante, 2 y succombèrent ; soit 1 décès sur 415 1/2. Jamais l'influence nosocomiale ne fût plus manifeste ; de là l'impérieuse nécessité, dans laquelle nous serions placés, de traiter ailleurs qu'à l'hôpital, les femmes que nous y faisons séquestrer, si une nouvelle épidémie se manifestait. Ne vaut-il pas mieux prévoir une aussi triste éventualité, en les isolant d'avance dans une maison spéciale et les préservant, par ce moyen, des autres agents de contagion qui existent si souvent dans les salles hospitalières ?

L'institution dont j'ai eu l'honneur de proposer la création, remplacerait avantageusement le violon actuel. Il constitue-

rait un élément de moralisation, tandis que avec son lit
de camp commun à toutes les détenues, une salle unique
pour habitation de jour et de nuit, sans surveillance aucune,
le violon est un lieu où se tiennent les propos, où se commet-
tent les actions les plus obscènes ; ajoutons qu'il est dans des
conditions d'insalubrité déplorables.

Assimilé aux établissements pénitentiaires par les habitudes de discipline, de travail et d'alimentation qui y règne-
raient, il serait, pour les prostituées, un lieu de punition
aussi redoutable que la maison d'arrêt, tandis qu'elles viennent au violon avec indifférence, sachant qu'elles y vivent
dans l'oisiveté, qu'elles peuvent, en y entrant, porter les pro-
visions de bouche ou les boissons qu'elles préfèrent. Par ce
nouveau mode de séquestration, les malades continuent à être
placées sous l'action immédiate de la police, dont elles sont à
peu près affranchies par leur entrée à l'hôpital.

Et la question des malades chroniques réputées incurables,
n'y trouverait-elle pas aussi une solution toute naturelle?
On sait que le traitement des affections très-anciennes et
invétérées doit être de longue durée, qu'il est, dans certains
cas, nécessaire d'y consacrer plusieurs mois. Le médecin
traitant saura, dans un but hygiénique, conserver les malades
de cette catégorie aussi longtemps que l'exigera la chronicité
des maladies qu'il devra combattre. Dans ces conditions,
n'est-il pas probable que les femmes qui, par leur état hygiénique, se verront obligées de subir un traitement aussi sévère,
préféreront renoncer à leur inconduite ou quitter spontané-
ment la ville pour ne plus y revenir ?

Les ressources nécessaires à cette création seraient prises
sur le produit du dispensaire actuel des mœurs. Il nous paraît
prudent de profiter des circonstances exceptionnelles dans
lesquelles nous nous trouvons pour réaliser cette dépense de
première organisation. Ces ressources ne sont que temporaires,
à mon avis, elles peuvent être supprimées d'un moment à
l'autre et nous regretterions, si elles venaient à nous manquer,
de ne pas les avoir employées à la réalisation de ce projet. Un
établissement de même nature existe à Paris depuis longtemps

on le connaît sous le nom de Prison de Saint-Lazare, et il rend de grands services à l'autorité.

La situation de cette prison-infirmerie dans les bâtiments de la rue du Refuge, offrirait l'avantage d'être à proximité du dispensaire actuel, il serait encore plus rapproché de l'ancienne caserne de la place de Lenche, où se trouvait l'ancien dispensaire, qu'un jour, j'espère, l'Autorité voudra bien rendre à sa première destination et d'où les femmes malades peuvent être facilement, sans bruit, sans cette exhibition publique qui avait, dans le temps, motivé des plaintes, conduites au lieu désigné pour leur traitement. Ces dernières considérations me conduisent naturellement à dire quelques mots des visites à domicile, telles qu'elles se font en ce moment.

3° DES VISITES A DOMICILE. — DE LA CRÉATION D'UN OU DE DEUX DISPENSAIRES GÉNÉRAUX DESTINÉS A CES VISITES.

Les visites à domicile ont toujours été, en principe, proscrites à Marseille : dans un premier travail présenté en 1855, à l'Autorité, je les considérais comme ne pouvant être opérées que d'une manière plus ou moins incomplète, ne remplissant pas, par conséquent, le but d'hygiène et de préservation publiques que l'on se proposait, et, l'expérience que nous en faisons depuis dix années m'a pleinement confirmé dans cette opinion.

L'Autorité pensait aussi qu'il n'y avait pas lieu de les établir. D'après l'arrêté de première organisation, en 1855, le dispensaire, placé dans les salles de la caserne des agents de police, à laquelle on venait d'affecter les bâtiments de la place de Lenche, recevait toutes les filles soumises qui s'y sont rendues pour y subir la visite hebdomadaire jusqu'en 1865; il est vrai qu'en 1859 une des cinq divisions fut visitée à domicile; cet essai dura quelques mois et ne fut pas continué; les femmes de cette division revinrent comme les autres à la visite du dispensaire. En 1863, une Commission fut nommée par M. le Sénateur de Maupas, pour examiner diverses questions relatives à la prostitution ; elle se composait, entre au-

tres, de MM. Roux, adjoint au maire ; Séron, administrateur
des hospices ; du docteur Girard, professeur à l'Ecole de Médecine, et du médecin en chef du service ; cette Commission fut
unanime pour rejeter toute proposition de visites à domicile,
excepté celles qui avaient pour but de constater l'état des
prostituées qui ne s'étaient pas présentées à la visite hebdomadaire et les visites inopinées dont nous parlerons plus
loin Enfin , le 15 mars 1865, un arrêté prescrivit les visites
hebdomadaires à domicile pour toutes les prostituées, telles
qu'elles se pratiquent aujourd'hui. Cet arrêté s'appuie sur
les plaintes des habitants de la place de Lenche et des rues
environnantes et aussi sur la demande des tenant-maison.

Si l'examen médical des prostituées au dispensaire officiel
offre à l'Administration toutes les garanties possibles, il n'en
est pas de même de ces sortes d'investigations faites à domicile. Cette salle de la place de Lenche, avec son entrée spéciale
dans une rue latérale, qui empêchait toute communication
des femmes qui s'y rendaient avec la population de la caserne,
était convenablement installée. Elle était grande, spacieuse,
parfaitement éclairée, munie de tout ce qui était nécessaire à
nos explorations, le médecin et l'inspecteur de police y étaient,
chacun dans un cabinet, isolés de la masse des prostituées qui
attendaient, en rang, que leur tour fut arrivé ; deux ou trois
agents suffisaient pour maintenir l'ordre et le silence. Tout y
respirait la décence et la sévérité qui doivent présider à des
opérations de cette nature, pratiquées par des représentants
de l'Autorité, dans un but d'utilité publique ; tandis que nous
allons de maison en maison, à travers des rues pleines de
filles de joie, qui, sur leurs portes, sous nos yeux, s'entretiennent avec leurs souteneurs. Ces maisons sont presque toutes
de vrais lupanars, bouges infects, mal éclairés, salement
tenus, ornés de peintures grotesques ou ignobles ; à peine
pouvons-nous obtenir pour notre examen, un fauteuil toujours incommode, l'insuffisante clarté d'une bougie ; les filles
descendent de leur chambre à demi-vêtues, elles se trouvent
toutes dans la même pièce avec les agents, le médecin, et ce
pêle-mêle peut engendrer des conversations , des propos , des

familiarités de mauvais goût qu'il est impossible d'empêcher, et je ne parlerai que pour la mentionner de la fatigue que cette visite impose aux membres du corps médical, qui, ayant plusieurs maisons à visiter, ont autant d'étages à monter. Quand, au dispensaire, une femme était reconnue malade, elle était immédiatement isolée dans une pièce latérale et tout était dit ; mais dans les maisons de tolérance, il faut, le plus souvent, entrer en explications avec la malade et la maîtresse de l'établissement, qui affirme que sa pensionnaire est parfaitement saine.

Dans de telles conditions, l'examen médical peut-il présenter des garanties aussi complètes que quand il est fait dans un lieu officiel ? Nous ne saurions le croire, qu'elle que soit, d'ailleurs, notre bonne volonté et celle de nos honorables collègues du service.

On arguait contre l'ancien état des choses que l'arrivée des femmes au dispensaire mettait le désordre dans le quartier ; les religieux du Calvaire, les sœurs de la Miséricorde s'étaient plaints, mais l'on avait fait droit à leurs justes doléances, un itinéraire avait été tracé, les femmes devaient s'y rendre par la rue Caisserie et la rue Beauregard, jusqu'au sommet de la Montée-des-Accoules, où se trouve la petite porte d'entrée qui leur était affectée, les voitures qui les transportaient devaient s'arrêter sur la place de l'ancien Palais de Justice ; de la sorte, la partie inférieure de la Montée-des-Accoules et la rue Fonderie-Vieille, conduisant aux établissements de ces religieux, étaient complètement évitées. La rue Beauregard est constamment déserte à cause de la pente qui lui avait valu son ancien nom ; quant à la rue Caisserie, elle est tellement fréquentée par les prostituées qui viennent s'y approvisionner, que quelques filles de plus ou de moins, la parcourant entre 10 heures et midi, ne sauraient être, en aucun cas, une cause de désordre. Il faut donc voir la véritable raison de la mesure nouvelle dans les demandes des tenant-maison, qui ont préféré payer une redevance plus élevée et recevoir chez eux la visite du médecin de service. Quoiqu'il en soit de la valeur de ces motifs, la justesse et l'opportunité de mes observations n'en existent pas moins et il faut en conclure que les visites à domicile seront toujours plus incomplètes, moins efficaces que celles qui seront faites dans une salle officielle choisie par l'Administration et que, dans un moment d'effervescence publique, elles deviendraient peut-être impraticables.

Dans ce cas, deux combinaisons se présentent à nous, toutes deux d'une application facile. La première serait d'affecter à leur ancienne destination les salles de la caserne, si c'est encore possible, et d'obliger toutes les prostituées à s'y rendre une fois par semaine. La deuxième, considérant avec raison que la place Vivaux forme le centre des quartiers occupés par les filles soumises, consisterait à établir un dispensaire aux environs de la place qui porte ce nom ; on éviterait à la moitié des prostituées le long parcours qui sépare leur domicile de la place de Lenche ; ce fut aussi l'opinion qu'exprima la Commission dont nous avons parlé. On supprimerait, par ce moyen, les grandes promenades processionnelles qui attirent les regards des passants et l'on diminuerait de moitié les frais d'installation et de location auxquels il y aurait lieu de pourvoir. Quelle que soit la mesure prise à cet égard, l'établissement de la prison-infirmerie de la rue du Refuge, offrirait le précieux avantage d'être plus rapprochée de ces divers points que l'hôpital de la Conception.

4° DES VISITES INOPINÉES.

Deux sortes de visites à domicile me paraissent toutefois nécessaires, mais elles sont tout-à-fait exceptionnelles. Les unes sont faites, quand il y a lieu, par le médecin de service, après chaque séance du dispensaire, pour s'assurer de l'état de maladie alléguée par la prostituée qui ne s'est pas présentée à la visite. Elles étaient imposées aux médecins par l'arrêté d'organisation, ces cas se présentaient rarement. Les autres sont les visites inopinées, inattendues, dont je vais avoir l'honneur de vous exposer les avantages.

La propreté des femmes de mauvaise vie n'est que relative. Sans doute, elles soignent avec art, souvent avec coquetterie, les parties les plus apparentes de leur personne : le visage, les épaules, la gorge, mais elles négligent beaucoup trop les autres parties du corps, la cavité vaginale, surtout, qui devrait être le siége d'ablutions fréquentes et qu'elles ne lavent ordinairement qu'après avoir pratiqué le coït ou au moment de subir la visite officielle, dont elles connaissent le moment fixé d'avance. Cette négligence engendre des flueurs blanches plus abondantes, des écoulements de diverses natures; de plus, il est à remarquer que leur genre de vie et les excès de boissons auxquels elles se livrent, entretiennent les organes génitaux dans une sorte d'éréthisme permanent, les liquides excrétés acquièrent une âcreté qui devient bientôt morbide et communiquent très facilement une irritation locale aux individus qui les fréquentent ; c'est encore une des causes les plus fréquentes des nombreuses blennorrhagies dont les hommes se plaignent. Enfin, il faut noter que, parmi les affections contagieuses dont ces filles sont atteintes, il en est qui peuvent être traitées et guéries dans l'espace d'un septenaire, échapper, par conséquent, à l'examen du médecin du service des mœurs qui n'a lieu qu'une fois par semaine, et que, pendant cette courte période, la prostituée n'en aura pas moins infecté les hommes qui l'auront approchée. La visite inattendue, inopinée, faite indépendamment de la visite réglementaire, en dehors des jours et heures affectés à celle-ci, aura le grand avantage de remédier à ces graves accidents. Elle serait aussi un stimulus pour le médecin de service, elle l'obligerait à redoubler de zèle et d'attention pour ne pas courir le risque de voir une fille qu'il avait déclaré saine la veille, reconnue malade à la visite inopinée du lendemain. Cette mesure n'a jamais été appliquée à Marseille quoique son utilité n'eût pas échappé à l'attention de l'autorité préfectorale, qui l'avait décrétée en 1865. Ces visites exceptionnelles se pratiquent, du reste, à Bruxelles, à la Haye et à Turin, et l'on en retire de grands avantages.

5° DE LA SURVEILLANCE DE LA CLANDESTINITÉ EN VILLE ET DANS LA BANLIEUE.

Cette surveillance regarde spécialement le service de la police, mais la sévérité avec laquelle elle peut être exercée, a, de son côté, une telle influence sur la propagation des maladies contagieuses, qu'il est impossible au chef du service médical de ne pas s'en préoccuper. Le plus grand nombre des clandestines, soumises à nos investigations, sont malades. Nous en avons rencontré 10 sur 10 au mois de janvier, 14 sur 21 en février et 16 sur 18 en mars 1868. Presque toutes les filles de buvette se livraient alors à la prostitution clandestine et la proportion des malades atteintes d'affections contagieuses est encore plus grande parmi elles. La mesure qui a supprimé l'emploi des femmes dans les buvettes, a été pleine de prévoyance. Les femmes dites entretenues doivent être activement surveillées dans les théâtres, les bals publics, les cafés-chantants et autres lieux qu'elles fréquentent comme les grisettes ; celles-là, plus que celles-ci, fournissent abandamment à la clandestinité.

Elles sont au nombre de 1,200 à 1,500 à Marseille qui se disent entretenues ; parmi elles il n'en est pas cent qui vivent avec le même individu ; deux ou trois cents, au plus, grâces à leur savoir faire, sont réellement entretenues par quelques amants ; toutes les autres appartiennent au public, dont elles recherchent les faveurs à un prix plus ou moins élevé, suivant les vicissitudes du commerce qui placent leurs amants ordinaires dans l'aisance ou dans la gêne. Voilà comment il se fait que le chiffre de 800 filles soumises n'ait pas augmenté depuis vingt ans, alors que celui de la population de la ville et celui de la population flottante, qui alimente la prostitution, se sont considérablement accrus. Le nombre des prostituées inscrites a perdu tout ce qu'a gagné celui des clandestines ; de là l'impérieuse obligation de surveiller les femmes entretenues tout autant que les filles soumises ; mais je connais toutes les difficultés financières et sociales que rencontre cette surveillance, dans un milieu où tant de complaisants se présentent à l'autorité pour réclamer comme leur maîtresse celles dont ils ne sont que les amants d'occasion.

Cette surveillance est également indispensable dans la banlieue de la ville devenue, depuis quelques années, des centres de population nombreuse. Dans l'état actuel, les agents des mœurs ne peuvent y faire que de courtes apparitions et je crois qu'il y a lieu de remédier à cet état de choses, la surveillance ordinaire des commissaires et agents de police dans les quartiers ruraux me paraissant tout à fait insuffisante quant à cette partie du service qui leur est confié.

Pour résumer tout ce qui précède, nous demandons :

1° De provoquer l'expulsion hors du territoire français de toutes les prostituées atteintes de maladies contagieuses chroniques dites incurables, qui appartiennent à une nation-nalité étrangère, conformément à l'arrêté de 1865 ;

2° De mettre à l'étude le projet de création de la prison-infir-merie municipale destinée à remplacer le violon et à pourvoir au traitement des filles atteintes de maladies contagieuses ;

3° La suppression des visites à domicile et la création d'un ou de deux dispensaires généraux pour la visite réglementaire et hebdomadaire ;

4° L'organisation des visites inopinées, indépendantes des précédentes ;

5° D'augmenter les moyens de surveillance des filles clan-destines et d'étendre cette surveillance à la banlieue.

Nous venons de vous dire incidemment ce qu'était dans notre ville la prostitution non inscrite ou clandestine, et résumant d'un seul mot notre pensée au sujet de cette caté-gorie de filles, nous pouvons affirmer que presque toutes les femmes dites entretenues deviennent, à un moment donné, de vraies prostituées ; que leur inscription, comme telles, ne dépend absolument que du nombre des agents dont peut disposer la direction de la police et de l'oppor-tunité de leur intervention.

Parmi les améliorations prophylactiques qui ont été proposées, il faut, avec M. Mireur, rejeter la liberté absolue de la prostitution, et nous estimons qu'il suffit, pour le moment, d'appliquer aux visites sanitaires les diverses réformes dont elles sont susceptibles, suivant la réglementation adoptée dans chaque ville. Pour notre compte, nous nous rangeons à l'avis des auteurs qui pensent, avec MM. Davila et Langlebert, que deux visites par semaine seraient préférables à une seule.

Nous pensons aussi que pour être bien efficaces, ces visites doivent comprendre non-seulement l'intérieur des voies vaginales, mais encore les cavités de la bouche, des narines, de l'anus ; c'est dans ce sens, d'ailleurs, que sont rédigées nos instructions adressées à nos collaborateurs et que nous avons soin de remettre sous leurs yeux à diverses occasions. Avec MM. Lagneau et Diday, nous pensons aussi qu'il serait bon qu'avant de subir la visite, ces femmes pussent être séquestrées pendant un certain temps, afin de ne plus dissimuler, comme elles le font, par des lotions et des injections pratiquées immédiatement avant l'examen médical, les écoulements vaginaux dont elles sont si souvent affectées. Enfin, il serait aussi convenable que les prostituées *syphilitiques*, après leur sortie de l'hôpital, fussent, pendant quelque temps, soumises à une visite quotidienne, pour surveiller l'apparition des accidents secondaires, et nous joignons nos vœux à ceux de MM. Langlebert et Mireur pour l'adoption de cette mesure. Toutes ces visites, nous n'avons pas besoin de le dire, doivent être pratiquées au spéculum, afin de donner à l'autorité et à la société une garantie plus complète.

Ne poursuivons pas plus loin l'examen des autres réformes proposées par les auteurs ; celles de M. le docteur Diday, malgré la haute et juste importance attachée à tout ce qui vient de lui, ne nous paraissent pas non plus praticables ; elles péchent par une série de concessions, toutes plus regrettables les unes que les autres. Le savant médecin de Lyon penche vers la plus grande dose de liberté possible ; et nous qui, en pareille matière, nous sentons essentiellement autoritaires, nous rejetons bien loin toute doctrine contraire.

La réglementation proposée par M. Mireur, consiste : 1° à ne pas s'occuper des filles isolées ; 2° à rendre les maîtresses de maison responsables de la santé de leurs pensionnaires et à leur faire supporter une série de peines pécuniaires, augmentant avec le nombre des récidives, chaque fois que l'une d'elles est malade ; 3° les visites officielles faites à des jours indéterminés et toujours d'une manière inopinée.

Par son système de répression , il y a lieu de considérer toutes les manœuvres auxquelles les filles publiques se livrent sur la voie publique, comme un outrage public à la pudeur et de les déférer aux tribunaux judiciaires, par application de l'article 330 du Code pénal et, au besoin, par celle de l'article 334 si ces manœuvres s'adressent à des jeunes gens mineurs. Ces conclusions méritent la plus sérieuse attention et, pour mon compte je n'hésiterai pas à applaudir à l'adoption de ces mesures, à les provoquer moi-même *le jour où elles deviendront praticables.*

Mais ce moment me paraît bien éloigné. Songez donc, Messieurs, qu'aucune législation n'existe en France sur la prostitution ; que depuis 80 ans, une seule tentative a été faite auprès du Directoire, que, depuis cette époque, elle n'a pas même été renouvelée ; que nos Assemblées législatives n'ont jamais pensé à cette branche si importante de l'hygiène publique ; que les maires de chaque commune règlementent la prostitution comme ils l'entendent ; que plusieurs d'entre eux, par indifférence ou par toute autre raison, ne la réglementent pas du tout. Et voyez si j'ai tort de croire que le moment de ces réformes salutaires est loin de nous.

Je n'irai donc pas jusqu'à demander avec MM. Jeannel et Mireur une entente internationale à ce sujet ; non, Messieurs, beaucoup plus modéré dans mes vœux, je ne demande et ne sollicite qu'un règlement général pour notre beau pays de France, dont la syphilis, comme tant d'autres causes, tend à abâtardir et à diminuer la population. Quand nous verrons enfin poindre à l'horizon parlementaire ce jour si nouveau pour nous, où les grands pouvoirs de l'Etat consentiront à s'occuper sérieusement de l'hygiène publique, qui devrait être pour eux le sujet d'une constante préoccupation, puisque seule, elle peut faire les populations grandes et fortes, alors, Messieurs, nous reprendrons avec plus d'intérêt nos discussions d'aujourd'hui et nous pourrons examiner si la réglementation Belge n'est pas, après tout, le type le plus complet que nous puissions adopter ; mais, laissez-moi vous le dire, alors comme aujourd'hui, il m'importera assez peu que les nations étrangères s'entendent avec nous pour une règlementation commune et uniforme, laissant volontiers la Bavière avec son système d'intolérance, et toute l'Allemagne, si elle veut la suivre dans cette voie de destruction, empoisonner ses enfants et ses soldats auxquels nous avons tant de raisons de ne pas nous intéresser.

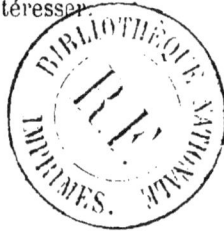

www.ingramcontent.com/pod-product-compliance
Lightning Source LLC
Chambersburg PA
CBHW060458210326
41520CB00015B/3997